Deepalakshmi M.
Arun K. P.

Inadequação na prescrição entre pacientes geriátricos

Deepalakshmi M.
Arun K. P.

Inadequação na prescrição entre pacientes geriátricos

Avaliar a utilização potencialmente inadequada de medicamentos em doentes geriátricos

ScienciaScripts

Imprint

Cover image: www.ingimage.com

This book is a translation from the original published under ISBN 978-620-7-64094-2.

Publisher:
Sciencia Scripts
is a trademark of
Dodo Books Indian Ocean Ltd. and OmniScriptum S.R.L publishing group

120 High Road, East Finchley, London, N2 9ED, United Kingdom
Str. Armeneasca 28/1, office 1, Chisinau MD-2012, Republic of Moldova, Europe
Printed at: see last page
ISBN: 978-620-7-75930-9

IDENTIFICAR A INAPROPRIAÇÃO DA PRESCRIÇÃO NA POPULAÇÃO GERIÁTRICA UTILIZANDO OS CRITÉRIOS START/STOPP

Índice

1. RESUMO

Antecedentes: Com cerca de 7,7% da população indiana a ser geriátrica, a polifarmácia e a prescrição inadequada representam um desafio para combater a utilização errática de medicamentos para os idosos, no tratamento de uma ou várias doenças subjacentes. A prescrição de múltiplos medicamentos pode levar ao aumento de RAM durante o período de tratamento. Para evitar o surgimento de tais condições potenciais, são utilizadas ferramentas de rastreio da prescrição, como a START (Screening Tool to Alert Right Treatment) e a STOPP (Screening Tool of Older Persons Prescription), para alertar a PIMA e otimizar a terapêutica.

Objetivo: O objetivo do estudo foi compreender a prevalência da polifarmácia e da prescrição e utilização potencialmente inadequadas de medicamentos na população geriátrica. Utilizando os instrumentos de rastreio START/STOPP.

Métodos: O presente estudo observacional prospetivo foi realizado com base nas fichas de processos de 166 doentes com mais de 65 anos (51,8% homens) (48,1% mulheres). Os 916 medicamentos de todos os casos foram seleccionados como medicamentos potencialmente inapropriados utilizando a ferramenta de seleção START/STOPP. Finalmente, com o número total de medicamentos que foram agrupados de acordo com a sua utilização simultânea nos doentes, identificámos o grau de medicamentos potencialmente inapropriados dentro destes grupos para ajudar a provar a relação entre a Polifarmácia e a PIME.

Resultados: A maioria dos indivíduos tem entre 65 e 75 anos de idade (77,1%) e apenas 6,02% têm mais de 85 anos de idade. No número total de medicamentos no nosso conjunto de dados (n=916), analisámos e identificámos 252 medicamentos que se enquadravam nos critérios START/STOPP como PMA, dos quais a categoria mais elevada de PMA observada foi no grupo da polifarmácia (utilização simultânea de 5-9 medicamentos) com 42% (n=108).

Conclusão: Os resultados do nosso estudo demonstram claramente que há evidências do aumento da incidência de PIMA no que diz respeito à polifarmácia. E através da aplicação de ferramentas de rastreio nas prescrições, como os critérios START/STOPP, podemos identificar e prevenir o aparecimento de tais pim`s e ajudar a otimizar a terapêutica para o doente.

INTRODUÇÃO

Cerca de 7,7% da população indiana é geriátrica (60 anos ou mais). A esperança de vida mais longa, a comorbilidade e a adesão estrita às directrizes de prática clínica baseadas em provas abrem caminho à polifarmácia. A prescrição em cascata, ou seja, a medicação que resulta numa reação adversa a um medicamento (RAM) que é tratada com outro medicamento, pode ser um dos muitos factores envolvidos na polifarmácia da população idosa[1].

Num estudo realizado por Pandey e Saharan, a prevalência de polifarmácia na população geriátrica indiana é de 4,2%, enquanto que outro estudo realizado por Saldhana et. al. revelou que a prevalência de polifarmácia era de 84,6% e que a prevalência de polifarmácia de alto risco (ingestão de 10 ou mais medicamentos) era de 11,1%[2][3].

A prescrição inadequada pode ser introduzida como a utilização de medicamentos em que o risco de um acontecimento adverso (EAM) supera os benefícios clínicos, particularmente quando existem alternativas mais seguras ou mais eficazes. Pode também incluir a utilização de medicamentos que podem aumentar a probabilidade de interacções medicamentosas ou doenças/ a utilização excessiva/ incorrecta/ insuficiente de medicamentos clinicamente indicados, entre os muitos factores que levam à polifarmácia.

Os medicamentos potencialmente inapropriados (MPI) podem ser definidos como fármacos cuja utilização entre os idosos deve ser evitada devido a dois factores: o elevado risco de reacções adversas para esta população e/ou a falta de provas de benefícios terapêuticos quando existem alternativas terapêuticas mais seguras e igualmente ou mais eficazes. Vários factores de risco relacionados com a idade, bem como outras condições de comorbilidade, colocam os idosos em risco de PIM`S, podendo também compreender-se que a polifarmácia e os medicamentos potencialmente inapropriados podem andar de mãos dadas com o aumento do risco de ade`s para o geriátrico.[ ][4]

Os seguintes factores contribuem como factores de risco para os EAM:

- Idade - alterações farmacocinéticas e dinâmicas
- Factores relacionados com os medicamentos - polifarmácia, duplicação de medicamentos, interacções entre medicamentos e doenças
- Índice de comorbilidade
- Cognição e estado de dependência
- Factores socioeconómicos

Com a polifarmácia e a prescrição inapropriada a constituírem um desafio para a utilização errática de medicamentos na geriatria, resultando nos seus efeitos prejudiciais associados nos idosos, foi criada a utilização de diferentes ferramentas para avaliar a adequação da prescrição na geriatria, a fim de contrariar estes problemas, especialmente os critérios STOPP (Screening Tool of Older Persons' Prescriptions) e START (Screening Tool to Alert to Right Treatment)[5].

Inicialmente publicado na Irlanda em 2008, o conjunto de critérios explícitos STOPP (Screening Tool of Older Persons' Prescriptions) e START (Screening Tool to Alert to Right Treatment) foi formado com a intenção de captar instâncias comuns e importantes de medicamentos potencialmente inapropriados (PIM) e polifarmácia para prevenir a DOENÇA nos doentes com 60 anos ou mais.

Os critérios START/STOPP melhoram significativamente a adequação da medicação quando aplicados num único momento e reduzem significativamente os EAM e a duração média de internamento em doentes idosos hospitalizados quando aplicados nas 72 horas seguintes à admissão. Esta melhoria está geralmente relacionada com o aumento do número de critérios que foram incluídos na versão actualizada, nomeadamente medicamentos antiplaquetários/anticoagulantes, medicamentos que afectam ou são afectados pela função renal e medicamentos que aumentam a carga anticolinérgica.[ ][6]

O objetivo destes critérios é fornecer regras de prevenção explícitas e baseadas em provas para casos comuns de prescrição potencialmente inadequada e de potenciais omissões de prescrição (PPO`S), em que o objetivo final a atingir é a melhoria da adequação da medicação, a prevenção de eventos adversos com medicamentos, bem como a redução do aumento do custo dos medicamentos devido à polifarmácia. Desde a sua primeira iteração em 2008, os critérios STOPP/ START demonstraram o seu interesse, não só para melhorar a deteção de PIM em comparação com os critérios Beers, mas também pela sua associação significativa com a redução dos EAM em doentes geriátricos.[ ][7]

Uma das limitações dos critérios STOPP/START é a transferibilidade dos critérios. Embora alguns estudos tenham sido realizados na América do Norte e na Ásia, a maioria dos estudos foi efectuada na Europa. Uma vez que os critérios STOPP/START foram originalmente desenvolvidos na Irlanda, pode não ser aplicável a sua utilização em todo o mundo, exceto na Europa ou em territórios onde as práticas de cuidados de saúde seguem as da Europa. Também se pode argumentar que os critérios de adequação da medicação devem ser ajustados aos diferentes grupos étnicos.

Com mais de 8% da população indiana a pertencer ao grupo etário geriátrico (doentes com mais de 65 anos), os estudos revelaram que há doentes a quem foram prescritos medicamentos durante toda a vida para tratar uma doença de longa duração neste grupo etário, tendo-se também verificado que têm um historial de tomar medicamentos de venda livre. Entre os doentes geriátricos, este facto conduziu a uma polifarmácia.

Devido ao aumento da polifarmácia, há uma maior probabilidade de ocorrência de eventos adversos a medicamentos entre os idosos. Com os critérios START/STOPP, é possível obter uma maior esperança de vida e uma adesão rigorosa à medicação, bem como prevenir os ADE` s. Esta informação pode ajudar a otimizar a terapêutica do doente.

Diferença entre os critérios Start e Stopp e os critérios Beers

CRITÉRIOS DE ARRANQUE/PARAGEM

Publicado pela primeira vez em 2008, o conjunto de critérios explícitos STOPP e START foi formado com a intenção de captar instâncias comuns e importantes de AMPI e potenciais Omissões de Prescrição (OPP) em pessoas com 60 anos ou mais.

Os critérios STOPP/START melhoram significativamente a adequação da medicação quando aplicados num único momento e reduzem significativamente os EAM e a duração média de internamento em idosos hospitalizados quando aplicados nas 72 horas seguintes à admissão. Esta melhoria pode estar relacionada com o aumento do número de critérios incluídos na versão actualizada, nomeadamente medicamentos antiplaquetários/anticoagulantes, medicamentos que afectam ou são afectados pela função renal e medicamentos que aumentam a carga anticolinérgica

O objetivo destes critérios é fornecer regras de prevenção explícitas e baseadas em provas para casos comuns de prescrição potencialmente inadequada e potenciais omissões de prescrição, em que o objetivo final a atingir é a melhoria da adequação da medicação, a prevenção de acontecimentos adversos com medicamentos, bem como a redução do aumento do custo dos medicamentos devido à polifarmácia. Desde a sua primeira iteração em 2008, os critérios STOPP/ START têm demonstrado o seu interesse, não só para melhorar a deteção de MPI em comparação com Beers, mas também pela sua associação significativa com EAM.

Uma das limitações dos critérios STOPP/START é a sua transferibilidade. Embora alguns estudos tenham sido realizados na América do Norte e na Ásia [8], a maioria dos estudos foi efectuada na Europa. Uma vez que os critérios STOPP/START foram originalmente desenvolvidos na Irlanda [9], pode não ser aplicável a sua utilização em todo o mundo, exceto na Europa ou em territórios onde as práticas de cuidados de saúde seguem as da Europa. Também se pode argumentar que os critérios de adequação da medicação devem ser ajustados aos diferentes grupos étnicos.

CRITÉRIOS DE CERVEJAS

Em 1991, para fazer face ao aumento da incidência de MIPs na sociedade geriátrica, os Critérios de Beers da Sociedade Americana de Geriatria (AGS) para a utilização de MIPs em adultos mais velhos foram amplamente utilizados por clínicos, educadores, investigadores, administradores de cuidados de saúde e entidades reguladoras. Os Critérios de Beers da AGS são uma lista explícita de MIPs que devem ser evitados por adultos mais velhos na maioria das circunstâncias ou em situações específicas, como em certas doenças ou condições.

O principal público-alvo dos Critérios AGS Beers são os clínicos praticantes. Estes critérios destinam-se a ser utilizados em ambientes de tratamento ambulatório, críticos e institucionalizados em indivíduos com 65 anos ou mais. A intenção dos Critérios de Beers da AGS é melhorar a seleção de medicamentos, educar os médicos e os doentes, reduzir os efeitos adversos dos medicamentos e servir de ferramenta para avaliar a qualidade dos cuidados, os custos e os padrões de utilização de medicamentos em adultos mais velhos.

Desde a última atualização de 2015, cada um dos cinco tipos de critérios da atualização de 2015 foi mantido na atualização de 2019: medicamentos potencialmente inadequados para a maioria dos idosos, medicamentos que devem ser evitados em idosos com determinadas patologias, medicamentos a utilizar com precaução, interacções medicamentosas e ajuste da dose de medicamentos com base na função renal.

As limitações que podem ser observadas na lista de Beers de medicamentos inadequados são da mesma categoria dos critérios START/STOPP. Uma vez que os critérios de Beers da AGS são uma ferramenta de base americana utilizada na deteção de PIM, os medicamentos listados na categoria são os que estão normalmente disponíveis no mercado americano e não se estendem a outras regiões do mundo. Assim, a seleção dos medicamentos a retirar utilizando os critérios Beers como referência estaria limitada à região onde são utilizados. Embora os critérios iniciais de Beers da AGS de 2012 tenham sido muito mais eficazes na deteção das PIM`S do que a ferramenta START/STOPP original, a versão actualizada desta última provou ser mais sensível na deteção das PIM`S.

Os medicamentos potencialmente inadequados e os acontecimentos adversos com medicamentos, combinados com vários factores de risco relacionados com a idade e outras condições de comorbilidade no grupo dos idosos, podem aumentar os factores de risco das interacções medicamentosas com o estilo de vida do doente. Para resolver o problema crescente dos MIP (medicamentos potencialmente inapropriados) nos cuidados geriátricos primários, são utilizados instrumentos de deteção, tais como os critérios de Beer e os critérios STOPP (Screening Tool of Older Persons' Prescriptions) e START (Screening Tool to Alert to Right Treatment).

Este artigo centra-se na comparação das técnicas supramencionadas e avalia se qual das técnicas é melhor para a população sugerida. Para tal, o método utilizado foi uma pesquisa exaustiva em várias bases de dados biomédicas, como a PubMed, o Google Scholar e a Cochrane, para obter várias literaturas que se centravam nos objectivos, na fiabilidade e na validade da utilização das técnicas de deteção de PIM de Beer e START/STOPP no contexto geriátrico primário.

O resultado do estudo tornou compreensível que, para resolver os problemas da polifarmácia, dos efeitos adversos dos medicamentos e ajudar a reduzir os custos médicos médios num contexto de cuidados primários geriátricos, a ferramenta preferida seriam os critérios START/STOPP para um contexto geriátrico baseado na Índia.

START/STOPP	BEERS CRITERIA
▪ It is a physiologic, system-based screening tool for the elderly ▪ Expert panel consensus ▪ STOPP - List if potentially inappropriate prescriptions. - Common errors of commission - Deals with drug-drug & drug-disease interactions. ▪ START - Deals with the errors of prescribing omission.	▪ A 2015 American Geriatrics Society ▪ Expert panel consensus - LOE/SOR ▪ Lists - Medications to avoid. - Drug/disease interactions - Medications to use with caution. - Drug-drug interactions - Drugs to modify with renal dysfunction.

REVISÃO DA LITERATURA

- Dhanapal CK (2014) realizou um estudo para avaliar e estabelecer a prevalência da polifarmácia na população geriátrica na enfermaria de medicina do Rajah Muthaiya Medical College and Hospital, da Universidade de Annamalai, durante um ano, de janeiro de 2013 a janeiro de 2014. Foi efectuado um estudo prospetivo em 520 doentes, dos quais 342 eram homens e 178 eram mulheres. Todas as receitas médicas dos pacientes foram coletadas e analisadas quanto à polifarmácia e foram categorizadas como Polifarmácia menor - uso concomitante de ≤ 5 medicamentos; e Polifarmácia maior - uso concomitante de > 5 medicamentos. Das 502 prescrições, 61 (11,73%) eram de polifarmácia menor e 457 (88,26%) de polifarmácia maior. A maioria dos doentes situava-se no grupo etário dos 60-64 anos (38,84%). As doenças mais comuns associadas à polifarmácia foram as do sistema cardiovascular 147 (28,26%) doentes, seguidas das do sistema respiratório 103 (19,80%) CONCLUSÃO: A polifarmácia é comum entre os doentes geriátricos. Este estudo mostra que a polifarmácia major é mais prevalente no sexo masculino, no grupo etário dos 60 aos 64 anos. O tempo de internamento dos doentes geriátricos é maior na polifarmácia major do que na polifarmácia minor. A prevalência de fármacos cardiovasculares e de fármacos respiratórios esteve frequentemente envolvida na polifarmácia dos doentes geriátricos.

- Al Ameri MN, et.al. (2014) realizaram um estudo para avaliar a relação entre a polifarmácia e factores como a idade, o sexo, o nível de educação, o número de medicamentos, as interacções medicamentosas e as comorbilidades em doentes idosos. O estudo de coorte retrospetivo de um único centro, realizado num hospital terciário dos Emirados Árabes Unidos, incluiu 237 doentes com idades compreendidas entre os 60 e os 69 anos, com uma média de 67 anos. Um total de 89% dos doentes participantes tomavam mais de cinco medicamentos e estavam expostos a pelo menos um episódio de polifarmácia. Este estudo revelou que uma maior exposição à polifarmácia pode conduzir a co-morbilidades. A relação entre os grupos etários e as interacções medicamentosas também foi avaliada neste estudo. O número de interacções medicamentosas aumentou com o aumento do número de medicamentos tomados pelos doentes idosos. Os indivíduos do sexo masculino estavam mais frequentemente expostos à polifarmácia e apresentavam um maior número de comorbilidades do que os indivíduos do sexo feminino. **Conclusões :** A avaliação da relação entre a polifarmácia e outros factores como a idade, o sexo, o nível de educação, o número de medicamentos, as interacções medicamentosas, as intervenções e as comorbilidades revelou que existe uma relação clara.

- Isabel Lozano-Montoya, et.al. (2015) realizou um estudo para analisar a conformidade com as recomendações dos critérios STOPP-START em pacientes idosos internados em trezentos e oitenta e oito pacientes consecutivos com 80 anos ou mais admitidos na unidade de medicina geriátrica aguda de um hospital universitário. duzentos e oitenta e quatro PIPs foram identificados (0,8 por sujeito) de acordo com os critérios STOPP. Duzentas e quarenta e sete dessas prescrições (87,0%) foram descontinuadas na alta. Trezentos e noventa e sete

PIPs foram identificados de acordo com os critérios START (1,1 por indivíduo). As recomendações do START não foram seguidas aquando da alta em 264 casos (66,5%). **Conclusões:** os medicamentos potencialmente inapropriados são geralmente descontinuados, mas muitos pacientes idosos hospitalizados não recebem medicamentos potencialmente recomendados. É necessária mais investigação sobre as razões e as consequências deste facto.

- Roger E Thomas, et.al. (2019) efectuou um estudo para resumir as percentagens de doentes que cumpriam os critérios STOPP de 2015 para Prescrições Potencialmente Inadequadas (PIP), os critérios Beers de 2015 para Medicamentos Potencialmente Inadequados (PIM) e os critérios START para Omissões Potenciais de Prescrição (PPO). 62 estudos (n=1.854.698) incluíram dois ECRs e 60 estudos não randomizados. Para 30 estudos STOPP/START, a percentagem média de ≥1 PIP foi de 42,8% para 1.242.010 doentes da comunidade e 51,8% para 3.964 doentes hospitalizados. Para 19 estudos Beers (n = 595.811), as percentagens médias para ≥1 PIM foram de 58% para 593.389 doentes da comunidade e 55,5% para 2.422 doentes hospitalizados. Para treze estudos (n=12.913) que avaliaram os critérios STOPP/START e Beers, as percentagens médias para ≥1 PIP STOPP foram de 33,9% e PIMs Beers de 46,8% para 8.238 doentes da comunidade **Conclusão:** As taxas de PIP/PIM/PPO são elevadas em doentes da comunidade e hospitalizados em muitos países. São necessários ensaios clínicos randomizados para intervenções destinadas a: reduzir as prescrições de PIP/PIM/PPO novas/existentes, reduzir as prescrições que causam efeitos adversos e permitir que as autoridades reguladoras monitorizem e reduzam as prescrições inadequadas em tempo real.

- Sganga F, et.al. (2015) realizou um estudo de coorte prospetivo para analisar se geriátricos em uso de múltiplos medicamentos têm risco aumentado de reinternação e mortalidade após a alta hospitalar. O estudo foi realizado em um hospital de cuidados agudos. A população foi dividida em dois grupos com base no número de medicamentos prescritos durante a alta: Sem polifarmácia (inclui menos de 8 medicamentos) e com polifarmácia (mais de 8 medicamentos). O principal resultado do estudo foi a "reinternação e mortalidade no prazo de um ano após a alta do hospital de cuidados agudos". Participaram 480 pessoas com idade média de 78,6±6,8 anos. Resultados: Dos 242 participantes do grupo sem polifarmácia, 64 participantes e dos 238 participantes do grupo com polifarmácia, 92 participantes foram hospitalizados e 15 participantes do grupo sem polifarmácia e 23 participantes do grupo com polifarmácia morreram durante um ano. **Conclusão**: Os geriátricos que usam múltiplos medicamentos correm um maior risco de rehospitalização e morte.

- Mathumalar Loganathan Fahrni, et.al. (2019) realizaram um estudo prospetivo para obter informações de base sobre a prescrição inadequada e analisar se os medicamentos potencialmente inadequados categorizados pelos critérios STOPP estavam associados a eventos adversos a medicamentos evitáveis e ao internamento hospitalar. Método: o estudo envolveu 301 participantes de três hospitais públicos urbanos. A idade média dos participantes neste estudo foi de 72 anos e o número médio de medicamentos prescritos foi de 6. Analisaram ou inspeccionaram os registos médicos dos participantes e utilizaram os critérios STOPP-START para encontrar os medicamentos potencialmente inapropriados e a potencial omissão de prescrição. O caso analisado foi posteriormente verificado ou revisto por um painel de peritos para confirmar: i) a causalidade entre o EAM e a hospitalização, utilizando os critérios do Centro de Monitorização de Uppsala da Organização Mundial de Saúde, e ii) se os EAM eram evitáveis (utilizando os critérios de Hallas). Foi calculada a percentagem de efeitos adversos de medicamentos associados ao PIM que são evitáveis e causam hospitalização. Resultados: A prevalência de prescrição inapropriada no estudo realizado foi de 58,5% (176 participantes). A maioria dos participantes 49,5% (n=150) tinha comorbilidades moderadas a graves. Verificaram que a maioria dos medicamentos potencialmente inapropriados e as potenciais omissões de prescrição envolviam o uso excessivo de aspirina e o uso insuficiente de antiplaquetários e estatinas. Descobriram que os efeitos adversos mais comuns dos medicamentos foram a hipoglicemia mascarada e a hemorragia gastrointestinal. **Conclusão**: A maior parte dos doentes geriátricos que são admitidos nos cuidados secundários por doença aguda estão potencialmente expostos a prescrições inadequadas.

- Julia Hernandez martin, et.al. (2018) (realizou um estudo intervencional, protetor e longitudinal para examinar o uso dos critérios STOPP START como ferramenta para identificar pacientes com medicação potencialmente inadequada durante a validação farmacêutica da prescrição em hospital de cuidados de longa duração, para identificar fatores de risco para medicação potencialmente inadequada e para caraterizar o sistema fisiológico e o medicamento que estão associados a esses medicamentos potencialmente inadequados. Método: O estudo foi efectuado em 112 doentes patológicos com idade superior a 65 anos. Foram utilizados os critérios STOPP/START para identificar os MPI. Na alta hospitalar foram revisados os resumos utilizando os critérios. Resultado: A prevalência de doentes com medicação potencialmente inapropriada na admissão foi de 76,8%. E na alta, a prevalência de doentes com medicação potencialmente inapropriada (MPI) foi de 61,3%. Os critérios STOPP identificaram um elevado número de MIP e quase todos implicaram intervenção farmacêutica. **Conclusão**: A prevalência de PIM em doentes patológicos idosos é elevada. Os critérios STOPP são úteis para reduzir a prescrição inapropriada durante o processo de validação farmacêutica. Em contrapartida, a incorporação rotineira dos critérios START na validação farmacêutica pode não ser necessária num hospital deste tipo.

- Denis O'Mahony, et.al. (2015) reviram os critérios STOPP/START de 2008 para acrescentar novos critérios baseados em evidências e remover quaisquer critérios obsoletos. O objetivo do estudo foi analisar e atualizar os critérios STOPP/START pré-existentes, versão de 2008, de acordo com a base de evidência terapêutica em expansão. Método: Foi efectuada uma revisão exaustiva da literatura para reanalisar a base de evidência dos critérios STOPP/START de 2008 e propor/desenvolver um novo critério. Dezanove peritos de 13 países europeus analisaram uma nova versão dos critérios STOPP e START, incluindo os novos critérios propostos. Também foi pedido a estes peritos que propusessem critérios adicionais que considerassem importantes para incluir nos critérios STOPP & START revistos e que destacassem quaisquer critérios da lista de 2008 que considerassem menos importantes ou sem uma base de provas. A lista revista de critérios foi então validada utilizando a metodologia de consenso Delphi. Resultados: o painel de peritos chegou a acordo quanto a uma lista final de 114 critérios após duas rondas de validação Delphi, ou seja, 80 critérios STOPP e 34 critérios START. Houve um aumento global de 31% nos critérios STOPP/START em comparação com a versão 1. Foram criadas várias novas categorias STOPP na versão 2, incluindo medicamentos antiplaquetários/anticoagulantes, função renal e medicamentos que aumentam a carga anticolinérgica; as novas categorias START incluem medicamentos para o sistema urogenital, analgésicos e vacinas. **Conclusão**: Os critérios STOPP/START versão 2 foram expandidos e actualizados com o objetivo de minimizar a prescrição inadequada em pessoas idosas.

OBJECTIVO DO ESTUDO

OBJECTIVO:

O objetivo do estudo foi compreender a prevalência da polifarmácia e da prescrição e utilização potencialmente inadequadas de medicamentos na população geriátrica. Utilizando os instrumentos de rastreio START/STOPP.

OBJECTIVOS DO ESTUDO

- Estuda o estado de comorbilidade da população em estudo
- Avaliar os factores de risco associados à utilização de medicamentos potencialmente inadequados.
- Identificar a relação entre polifarmácia e PIVfs

METODOLOGIA

A. LOCAL DE ESTUDO:

- Faculdade de Medicina e Hospital do Governo, Udhagamandalam.

B. DURAÇÃO DO ESTUDO:

- 6 meses

C. TAMANHO DA AMOSTRAGEM:

- Amostragem selectiva

D. POPULAÇÃO DO ESTUDO:

- Pacientes geriátricos.

E. CRITÉRIOS DE INCLUSÃO E CRITÉRIOS DE EXCLUSÃO

i. CRITÉRIOS DE INCLUSÃO:

- Idade do doente > 65 anos.
- Pacientes com medicação polifarmacêutica
- Em - doentes.

ii. CRITÉRIOS DE EXCLUSÃO:

- Pacientes com problemas de memória, demência ou outras perturbações psicológicas.
- Aqueles que não dão uma resposta adequada.

F. PROCEDIMENTO DE ESTUDO:

Os dados do estudo baseiam-se na recolha de dados prospectivos utilizando a população selecionada do estudo, onde foi recolhida a informação sobre a prescrição dos doentes. A informação recolhida foi analisada através de uma ferramenta de rastreio START/STOPP para avaliar as prescrições e os medicamentos potencialmente inadequados que são observados

G. PLANO DE TRABALHO:

- Estudo bibliográfico do inquérito.

- Submete o protocolo ao Conselho de Revisão Institucional para aprovação.

- Recolhe os dados de acordo com o protocolo, com dados retrospectivos e prospectivos.

- Processamento e análise de dados através da aplicação do software Excel.

- Formatação e apresentação de resultados

- Publicação

6. RESULTADOS

A. RESULTADOS PRIMÁRIOS

- Estimar a prevalência do uso inadequado de medicamentos em pacientes idosos hospitalizados.
- Estimar a prevalência de polifarmácia e polifarmácia excessiva em pacientes idosos hospitalizados.

B. RESULTADOS SECUNDÁRIOS

- Estudar os factores de risco associados à utilização de medicamentos potencialmente inapropriados (PIM`S)
- Estimar a prevalência da omissão de medicamentos utilizando os critérios START/STOPP.
- Estuda a duplicação de fármacos/terapêuticas inapropriadas na nossa população de estudo.

C. DEFINIÇÕES DE MEDIDAS DE RESULTADOS:

- A prevalência da utilização de medicamentos potencialmente inadequados é definida como a proporção de idosos (mais de 65 anos) que receberam pelo menos um medicamento inadequado (medicamento individual/classe de medicamentos).

- A polifarmácia é definida como a utilização simultânea de cinco ou mais medicamentos e a polifarmácia excessiva como a utilização excessiva de dez ou mais medicamentos.

- Os fármacos inadequados do ponto de vista renal são fármacos/classes de fármacos que são nefrotóxicos ou fármacos/classes de fármacos que necessitam de ajustes de dose, mas que não são apropriados de acordo com a TFG do doente.

- Os PIM`S de classe I são medicamentos que devem ser evitados em qualquer idoso, independentemente da doença subjacente.

- Os PIM`S de classe II são medicamentos que devem ser evitados em condições específicas de doença para evitar interacções medicamentosas prejudiciais.

- Os PIM`S de classe III são medicamentos que devem ser utilizados com precaução nos idosos.

RESULTADOS

- Foram incluídos neste estudo 166 doentes com mais de 65 anos de idade, dos quais 51,8% (n=86) eram do sexo masculino e 48,1% (n=80) do sexo feminino.

- A idade dos participantes no estudo situava-se entre os 65 e os 85 anos e a idade média da população estudada era de cerca de 65 anos, sendo a idade mais elevada de 88 anos.

- A maioria dos indivíduos tem entre 65 e 75 anos de idade (77,1%) e apenas 6,02% têm mais de 85 anos de idade.

- Dos 166 casos, foi identificado um total de 88 casos que continham medicação inadequada de acordo com a lista de medicamentos dos critérios START/STOPP. Em 58 desses casos, os doentes estavam envolvidos na toma de medicação polifarmacêutica. A prevalência de polifarmácia (utilização simultânea de 5 ou mais medicamentos) no nosso estudo foi calculada em 65%.

- O medicamento mais inapropriado e mais prescrito foi a Aspirina. Sendo assinalada como potencialmente inadequada de acordo com os critérios START/STOPP, dos 252 medicamentos inadequados identificados, 44 eram aspirina, o que representa 19% do total de potenciais medicamentos prescritos. A aspirina foi administrada para o controlo da dor na maioria dos doentes do nosso conjunto de dados. Mas, em determinadas condições, de acordo com a ferramenta de rastreio, foi considerada inadequada devido ao risco de causar úlcera gastrointestinal, exacerbação da hipertensão e aumento do risco de eventos trombóticos.

- A seguir à Aspirina, o segundo medicamento potencialmente inapropriado mais elevado identificado foi a Nifedipina, que representou 17% (n=40) dos PIVfs identificados no nosso estudo, e a Insulina, que representou 10% (n=24), como a terceira classe de medicamentos mais comum de PIM.

- Os dados demográficos dos doentes são apresentados nas tabelas seguintes.

Tabela 1. Idade dos doentes [por grupo]

Age Group	Number of patients
65 – 74 years	128
75 – 84 years	28
85 years and above	10
Total Patients	166

Tabela 2. Casos encontrados em cada sistema de doença Segundo a CID 11

Disease Category	No. Of Cases studied
Endocrine, nutritional and metabolic conditions	36
Respiratory system	26
Circulatory System	20
Infections/ Parasitic	20
Digestive System	18
Musculoskeletal system/ Connective tissue	18
Genitourinary System	16
Nervous System	12

Tabela 3 Categorização da prevalência da doença com base no número de doenças por paciente.

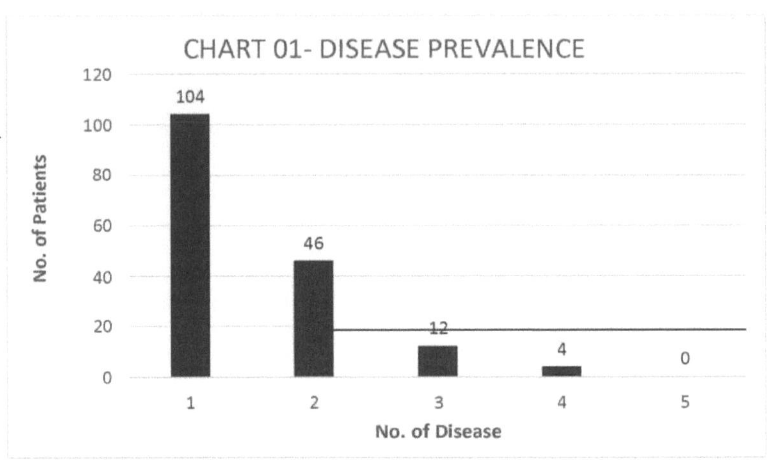

Tabela 4. Número de vezes que foram administrados medicamentos inadequados

Drugs Administered	No. of Times administered
Verapamil	4
CPM	10
Digoxin	12
Nifedipine	40
Spironolactone	10
Alprazolam	8
Diazepam	6
Insulin	24
Metoclopramide	12
Aspirin	44
Diclofenac	20
Ibuprofen	16
Tramadol	4
Theophylline	10
Carbamazepine	4
Dicyclomine	8

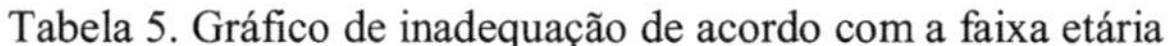
Tabela 5. Gráfico de inadequação de acordo com a faixa etária

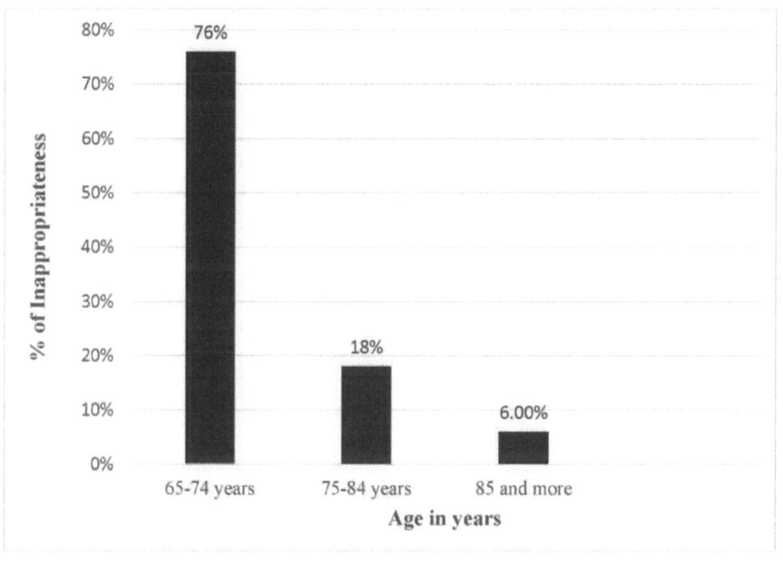

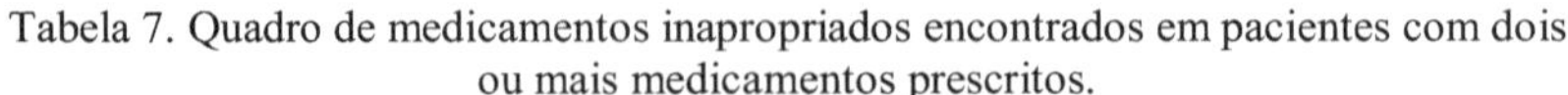
Tabela 7. Quadro de medicamentos inapropriados encontrados em pacientes com dois ou mais medicamentos prescritos.

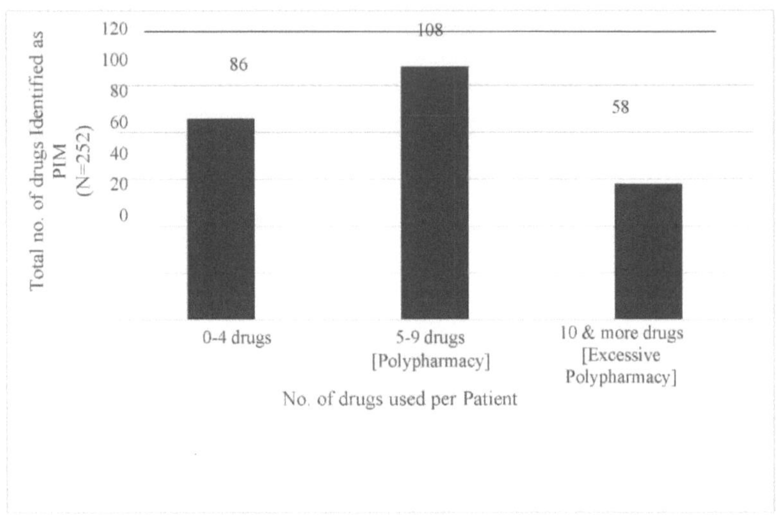

- Utilizando a ferramenta de rastreio START/STOPP, identificámos cerca de 252 medicamentos que foram considerados potencialmente inadequados. Destes, 232 medicamentos (Quadro 5) foram abrangidos pelos critérios STOPP e 20 casos em que os critérios START poderiam ter sido aplicados.

- Como mostra a Tabela 7. A categoria mais elevada de AMPI registada foi a do grupo da polifarmácia (5-9 fármacos em simultâneo) com 42% (n=108), seguida do grupo da não polifarmácia (menos de 4 fármacos em simultâneo) com 34% (n=86) e, por último, do grupo da polifarmácia excessiva (mais de 10 fármacos utilizados em simultâneo) com 23% (n=58).

DISCUSSÃO

- A proporção de idosos está a aumentar a cada década em todo o mundo e é um facto conhecido que os idosos e os medicamentos são inseparáveis; a razão é a presença de doenças crónicas subjacentes.
- Estes idosos foram sujeitos a polifarmácia, uma vez que esta prescrição inadequada é muito frequente nos idosos.
- Muitos estudos demonstraram que a morbilidade e a mortalidade relacionadas com os medicamentos são frequentemente evitáveis, bastando para tal evitar a utilização de medicamentos inadequados. A utilização destes medicamentos inadequados é o principal fator de risco associado às doenças relacionadas com medicamentos. Existem muitos critérios explícitos para o rastreio do uso de MPI nos idosos, mas entre eles os critérios START e STOPP são os mais baseados em provas e amplamente utilizados.
- Analisámos um grupo de idosos (com mais de 65 anos) internados no Govt. Medical College and Hospital, Udhagamandalam, durante um período de 6 meses e estudámos a adequação dos medicamentos que lhes foram prescritos utilizando os critérios START e STOPP.
- Foram amostrados cerca de 166 casos, sendo que a maioria dos doentes apresentava apenas uma doença (62%; n=104), enquanto que os doentes apresentavam duas doenças (27%; n=46), três doenças (7%; n=12) e mais de quatro doenças (2%; n=4).
- Em muitos estudos, foi avaliada a relação entre a polifarmácia e outros factores, como a idade, o sexo, o nível de educação, o número de medicamentos, as interacções medicamentosas, as intervenções e as co-morbilidades, que revelaram a existência de uma relação clara.
- A polifarmácia é comum nos doentes geriátricos. Este estudo mostra que a polifarmácia maior é mais prevalente no sexo masculino. A duração do internamento hospitalar dos doentes geriátricos aumenta com a polifarmácia maior em comparação com a polifarmácia menor, à semelhança do estudo realizado por Dhanapal CK. [ ][1]
- O número de interacções medicamentosas aumentou com o aumento do número de medicamentos tomados pelos doentes idosos, como se verificou no estudo realizado por Al Ameri MN, Makramalla E, Albur U.[5]
- Sganga F, Landi F, Ruggiero C[11] analisou se os geriatras que usam múltiplos fármacos têm um risco acrescido de reinternamento e mortalidade após a alta hospitalar. Não foi possível realizar esse acompanhamento, mas os autores concordam definitivamente com o estudo de que o uso de múltiplos medicamentos aumenta o risco de reinternação.
- Sganga F, Landi F, Ruggiero C[11] efectuou um estudo em que a população foi dividida em dois grupos com base no número de medicamentos prescritos durante a alta: Sem polifarmácia (inclui menos de 8 medicamentos) e com polifarmácia

(mais de 8 medicamentos)

- No entanto, no nosso estudo, com um total de 916 medicamentos prescritos aos participantes, identificámos nos nossos dados (Tabela 7) que o grupo da Polifarmácia (utilização simultânea de 5 a 9 medicamentos) teve a maior incidência de PIM`S prescritos, ou seja, 42%.

- Este resultado pode ajudar-nos a confirmar que existe uma relação entre o aumento da incidência de PIM`S e a polifarmácia.

- Além disso, dos 232 medicamentos potencialmente inapropriados identificados, o medicamento mais prescrito foi a Aspirina (19%; n=44), seguida da Nifedipina (17,2%; n=40) e da Insulina (10,3% n=24). Uma vez que o número de medicamentos inapropriados foi maior nos casos de alívio da dor, o facto de a Aspirina ser o medicamento mais prescrito contribui para o aumento da identificação de PIM`S.

CONCLUSÃO

Nos tempos que correm, a incidência de polifarmácia entre os doentes geriátricos está a aumentar lentamente. O nosso estudo revelou que a maioria dos doentes que necessitam de rastreio da medicação são do sexo masculino (51,8%) e que a maior parte deles pertence ao grupo etário dos 65 aos 75 anos.

Os médicos, enfermeiros, farmacêuticos e outros profissionais de saúde devem estar conscientes da prescrição inadequada em relação à idade do doente e devem avaliar todos os medicamentos em cada consulta do doente geriátrico para evitar a ocorrência de polifarmácia.

O médico deve prescrever medicamentos baseados em provas e educar o doente sobre a sua terapêutica medicamentosa.

Enquanto farmacêuticos clínicos, devemos prestar cuidados farmacêuticos aos doentes geriátricos, resolvendo e prevenindo problemas relacionados com medicamentos e melhorando a sua qualidade de vida.

LIMITAÇÃO

A única limitação com que nos deparámos no nosso estudo foi o facto de, devido à pandemia de covid-19, o número de fichas de casos que puderam ser analisadas ter sido menor.

Anexo

Medicamento listado nos critérios START e STOPP

A. Sistema gastrointestinal

PÁRA

Diphenoxilato (co-fenotrópio), loperamida ou fosfato de codeína

Para o tratamento da diarreia de causa desconhecida
o risco de atraso no diagnóstico
o pode agravar a obstipação com diarreia de escape
o pode precipitar megacólon tóxico na doença inflamatória intestinal
o pode atrasar a recuperação em caso de gastroenterite não reconhecida

para o tratamento de gastroenterite infecciosa grave, ou seja, diarreia com sangue, febre alta ou toxicidade sistémica grave

o risco de exacerbação ou prolongamento da infeção

Proclorperazina ou **metoclopramida**

Em doentes com Parkinsonismo o risco de exacerbação do Parkinsonismo

Inibidor da bomba de protões na dose de tratamento

Para a úlcera péptica em dose terapêutica completa durante > 8 semanas
o risco de tratamento desnecessariamente prolongado e de mascaramento dos sintomas de cancro gástrico; interrupção precoce ou redução da dose para tratamento de manutenção/ profilático da úlcera péptica, esofagite ou DRGE
o aumenta o risco de infeção por C. difficile

o Aumento do risco de fratura relatado em mulheres pós-menopáusicas, especialmente se fumadoras.

Medicamentos antiespasmódicos anticolinérgicos (por exemplo, butilbrometo de hioscina, diciclоverina)

para pacientes com obstipação crónica
o risco de exacerbação da obstipação

Laxantes estimulantes (por exemplo, senna, bisacodilo)

para pacientes com obstrução intestinal o risco de perfuração intestinal

Sistema gastrointestinal

COMEÇA

Inibidor da bomba de protões

em caso de doença de refluxo gastro-esofágico grave ou de estenose péptica que exija dilatação.

para pacientes com mais de 80 anos que tomam antiplaquetários e SSRIs
Co-prescreve um IBP de baixo custo aos doentes a quem são prescritos AINEs para a osteoartrite

Suplemento de fibras

para doença diverticular crónica sintomática com obstipação

B. Sistema Cardiovascular

PÁRA

Digoxina

Numa dose prolongada >125microgramas/dia com função renal comprometida (eGFR <50mL/minuto)

- aumento do risco de toxicidade (por exemplo, náuseas, diarreia, arritmias)

podem ser tomados (devem ser > 6 horas após a dose) se houver risco de toxicidade e/ou suspeita de toxicidade

Diurético de alça (por exemplo, furosemida, bumetanida)
apenas para edema do tornozelo dependente, ou seja, sem sinais clínicos de insuficiência cardíaca

Não há provas de eficácia - as meias de compressão são mais adequadas.

Como monoterapia de primeira linha para a hipertensão, existem alternativas mais seguras e mais eficazes

Diurético tiazídico (por exemplo, bendroflumetiazida)

Com antecedentes de gota

- Pode agravar a gota

Beta-bloqueador

Em combinação com verapamil

- Risco de bloqueio cardíaco sintomático

Betabloqueador não cardiosselectivo (por exemplo, propranolol, sotalol)

Em doentes com DPOC

- risco de broncoespasmo

Bloqueadores dos canais de cálcio

Com obstipação crónica

- pode agravar a obstipação

A utilização de diltiazem ou verapamil na insuficiência cardíaca de classe III ou IV da NYHA pode agravar a insuficiência cardíaca

Se tiveres edema do tornozelo

- pode ser resultado de um bloqueador dos canais de cálcio

Medicamentos vasodilatadores (por exemplo, hidralazina, minoxidil)

Com hipotensão postural persistente, ou seja, queda recorrente > 20 mmHg da pressão arterial sistólica

- risco de síncope e quedas
  aconselha a paragem/revisão se o doente tiver caído nos últimos 3 meses

Aspirina

Na dose >150 mg/dia; reinicia com 75 mg se ainda for indicado

- aumento do risco de hemorragia, sem evidência de aumento da eficácia

Com uma doença hemorrágica concomitante

- risco elevado de hemorragia

- Se for prescrito apenas para a prevenção de AVC em doentes com
- Se não tiveres antecedentes de doença arterial coronária, cerebral ou periférica nem antecedentes de um evento oclusivo

Varfarina

Após 6 meses de tratamento da primeira trombose venosa profunda sem complicações

- nenhum benefício adicional comprovado para além de 6 meses

Após 12 meses de tratamento para a primeira embolia pulmonar sem complicações

- nenhum benefício comprovado para além de 12 meses

com uma doença hemorrágica concomitante

- risco elevado de hemorragia

Insuficiência hepática com diminuição da capacidade de coagulação e INR elevado

- aumento do risco de hemorragia devido à diminuição da capacidade de produzir factores de coagulação

Clopidogrel/Prasugrel

Com uma doença hemorrágica concomitante

- risco elevado de hemorragia

Dipiridamol

Como monoterapia para prevenção secundária cardiovascular, exceto se for intolerante à aspirina e ao clopidogrel (prevenção secundária de AIT)

- não há provas de eficácia

Com uma doença hemorrágica concomitante

- risco elevado de hemorragia

Comprimidos de libertação imediata

- não há provas de eficácia

Estatinas

Atorvastatina 80 mg durante mais de 6 meses após o enfarte do miocárdio

- Reduzir para sinvastatina de manutenção após este período, exceto em circunstâncias excepcionais.

Em doentes com sintomas de fraqueza muscular e dor

Risco de miopatia e rabdomiólise

- Verifica a creatinina quinase se o doente apresentar sintomas musculares
- Discute as preferências e prioridades dos doentes.

COMEÇA

Sistema Cardiovascular

Varfarina/NOAC

- Na presença de fibrilhação auricular crónica
- Após o diagnóstico de trombose venosa profunda ou embolia pulmonar, se o benefício for superior ao risco do tratamento

Aspirina ou clopidogrel

- Com uma história documentada de doença vascular aterosclerótica coronária, cerebral ou periférica em doentes com ritmo sinusal
- após um enfarte agudo do miocárdio

Anti-hipertensivo

- Terapia em que a pressão arterial sistólica é consistentemente >160 mmHg

Estatina

- Terapia com uma história documentada de doença vascular coronária, cerebral ou periférica, considera a prevenção primária de acordo com o risco e a preferência do doente.

Inibidor da enzima de conversão da angiotensina (ACE)

- Com insuficiência cardíaca crónica (titula até à dose terapêutica) após enfarte agudo do miocárdio

Beta-bloqueador

- com angina crónica estável
- após um episódio de SCA, se não houver contra-indicações

C. Sistema respiratório

PÁRA

Teofilina

Como monoterapia para a DPOC
o alternativa mais segura e mais eficaz; risco de efeitos adversos devido a um índice terapêutico estreito

Teofilina oral se o doente estiver a receber infusão de aminofilina
o risco de toxicidade se a administração oral continuar durante a terapêutica i/v; risco de efeitos adversos devido a um índice terapêutico estreito

Corticosteróides sistémicos

Em vez de corticosteróides inalados para a terapêutica de manutenção na DPOC moderada-grave o exposição desnecessária aos efeitos secundários a longo prazo dos esteróides sistémicos

Ipratrópio nebulizado

Prescrição conforme necessário (prn), para além da prescrição regular
o Pode levar a exceder a dose autorizada e, por conseguinte, agravar os efeitos secundários

com glaucoma
o pode agravar o glaucoma

Anti-histamínicos de primeira geração

Pára se o paciente tiver caído nos últimos 3 meses o sedativo, pode afetar o sensorium

o Considera se tem valor clínico

Carbocisteína

Se não houver benefícios após 4 semanas
o desnecessário se não for demonstrado qualquer benefício

Sistema respiratório

agonista ou agente anticolinérgico (antimuscarínico) para asma ligeira a moderada ou DPOC

o Analisa os doentes com DPOC ligeira ou moderada pelo menos uma vez por ano e com DPOC grave ou muito grave (FEV1 <50% do previsto) pelo menos duas vezes por ano. Segue as orientações do NICE relativamente à seleção do tratamento

Suplemento de cálcio e bifosfonato

em doentes com elevado risco de osteoporose devido ao tratamento a longo prazo com esteróides

Espaçador para dispositivos MDI

para doentes com dificuldades na técnica de inalação e/ou com problemas de destreza
Para reduzir a incidência de candidíase oral resultante dos corticosteróides inalados

Pacotes de "resgate" para a DPOC

- Para os doentes com DPOC que sofreram pelo menos uma exacerbação, considera a possibilidade de prescrever um pacote de "resgate" que inclua antibióticos e esteróides orais para permitir um tratamento atempado e evitar o risco de uma exacerbação grave que exija hospitalização.

D. Sistema Nervoso Central e Drogas Psicotrópicas

PÁRA

Antidepressivos tricíclicos (TCAs)

com demência
o risco de agravamento do défice cognitivo

com glaucoma
o suscetível de agravar o glaucoma

Com anomalias da condução cardíaca ou efeitos pró-arrítmicos

Com prisão de ventre
o pode agravar a obstipação

Com um opiáceo ou bloqueador dos canais de cálcio o risco de obstipação grave

Com prostatismo ou história prévia de retenção urinária ou risco de retenção urinária

Benzodiazepinas

Se forem de longa duração (ou seja, > 1 mês) e de ação prolongada (por exemplo, clordiazepóxido, oxazepam, nitrazepam) e benzodiazepinas com metabolitos de ação prolongada (por exemplo, diazepam)

o risco de sedação prolongada, confusão, perturbação do equilíbrio, quedas e aumento do risco de demência. se tiveres caído nos últimos 3 meses

Um pacote de recursos baseado em evidências para apoiar a retirada de hipnóticos foi aprovado pela APG e está disponível aqui:-

Antipsicóticos (neurolépticos)

a longo prazo (ou seja, > 1 mês) como hipnóticos
o risco de confusão, hipotensão, efeitos secundários extra-piramidais, quedas

a longo prazo (> 1 mês) em pessoas com parkinsonismo o suscetível de agravar os sintomas extra-piramidais o pode causar dispraxia da marcha, Parkinsonismo

Quando utilizado de forma inadequada em doentes com demência o Pequeno aumento do risco de AVC

Fenotiazinas (por exemplo, proclorperazina, clorpromazina) em doentes com epilepsia

o pode diminuir o limiar de convulsão **Anticolinérgicos**

Para tratar os efeitos secundários extra-piramidais dos medicamentos neurolépticos
o risco de toxicidade anticolinérgica, incluindo confusão e retenção urinária

Inibidores selectivos da recaptação da serotonina (SSRI)

Com antecedentes de hiponatrémia clinicamente significativa (<130 mmol/L nos 2 meses anteriores) o Os SSRIs podem causar/agravar a hiponatrémia (cuidado extra se também estiveres a tomar diuréticos)

Anti-histamínicos de primeira geração (por exemplo, difenidramina, clorfenamina, ciclizina)

Em caso de utilização prolongada (> 1 semana)
o risco de sedação e efeitos secundários anti-colinérgicos

ciclizina: cuidado com a insuficiência cardíaca

Opiáceos

Utilização de opiáceos fortes a longo prazo como terapia de primeira linha para a dor ligeira-moderada (escada analgésica da OMS não observada)

Opiáceos regulares durante mais de 2 semanas em pessoas com obstipação crónica sem utilização simultânea de laxantes

o risco de obstipação grave
a longo prazo em pessoas com demência, exceto para cuidados paliativos ou para a gestão da síndrome da dor crónica

o exacerbação do défice cognitivo

COMEÇA

Sistema Nervoso Central e Drogas Psicotrópicas

Levodopa

Na doença de Parkinson idiopática com incapacidade funcional definida e incapacidade resultante o início por um especialista apenas, encaminha se necessário

Antidepressivo

Medicamento na presença de sintomas depressivos moderados a graves com uma duração mínima de três meses

Laxantes

Em doentes a tomar opiáceos
o Previne a obstipação

E. Sistema endócrino

PÁRA

Glibenclamida ou clorpropamida

Com diabetes mellitus tipo 2 o risco de hipoglicemia prolongada

Beta-bloqueadores

Nas pessoas com diabetes mellitus e episódios hipoglicémicos frequentes, ou seja, > 1 episódio por mês o risco de mascarar os sintomas hipoglicémicos

Estrogénios

Com antecedentes de cancro da mama ou tromboembolismo venoso ou risco aumentado de recorrência

sem progestagénio em doentes com útero intacto o risco de cancro do endométrio

Pioglitazona

Em doentes com insuficiência cardíaca ou em risco de insuficiência cardíaca o aumento da incidência de insuficiência cardíaca com pioglitazona

Metformina

em doentes com eGFR<30
o risco de acidose; utiliza a metformina com precaução se a TFGe for inferior a 45

COMEÇA

Sistema endócrino

Metformina

Com diabetes tipo 2 +/- síndrome metabólica (na ausência de insuficiência renal - eGFR <50mL/ minuto)

Inibidor da ECA ou bloqueador dos receptores da angiotensina (BRA)

Na diabetes com nefropatia, ou seja, proteinúria ou microalbuminúria urinária evidente (>30mg/24 horas) +/- insuficiência renal bioquímica sérica - eGFR <50mL/minuto

Terapia antiplaquetária

Na diabetes mellitus, se um ou mais factores de risco cardiovasculares importantes coexistentes estiverem presentes (hipertensão, hipercolesterolemia, história de tabagismo)

Terapia com estatinas

Na diabetes mellitus, se um ou mais factores de risco cardiovasculares importantes coexistentes estiverem presentes

F. Sistema Urogenital

PÁRA

Medicamentos antimuscarínicos para a bexiga

Com demência
o risco de aumento da confusão, agitação

Com glaucoma crónico
o risco de exacerbação aguda do glaucoma

Com obstipação crónica
o risco de exacerbação da obstipação

Com prostatismo crónico
o risco de retenção urinária

Alfa-bloqueadores

em homens com incontinência frequente, ou seja, um ou mais episódios de incontinência por dia o risco de frequência urinária e agravamento da incontinência

com cateter urinário de longa duração in situ, ou seja, mais de 2 meses o medicamento não indicado

G. Sistema músculo-esquelético

PÁRA

Anti-inflamatório não esteroide (NSAID)

- **Com antecedentes de úlcera péptica ou de hemorragia gastrointestinal, exceto se for acompanhada de gastroprotecção**

  Risco de recidiva da úlcera péptica

- **Com hipertensão moderada-grave (moderada: 160/100mmHg - 179/109mmHg; grave: ≥180/110mmHg)**

o risco de exacerbação da hipertensão

- **Com insuficiência cardíaca**

  Risco de exacerbação da insuficiência cardíaca

- **Com varfarina**

  Risco de hemorragia gastrointestinal

- **Com insuficiência renal crónica - eGFR 20-50mL/minuto**

  Risco de deterioração da função renal

- **Utilização prolongada de AINE (>3 meses) para alívio de dores articulares ligeiras na osteoartrite**

  Preferem analgésicos simples e são geralmente tão eficazes no alívio da dor

- **AINEs ou colchicina a longo prazo para o tratamento crónico da gota, quando não há contraindicação para o alopurinol**

  Alopurinol, medicamento profilático de primeira escolha na gota

- **Corticosteróides de longa duração (>3 meses) como monoterapia para a artrite reumatoide ou osteoartrite**

  risco de efeitos secundários graves dos corticosteróides sistémicos

- **Inibidores selectivos da ciclo-oxigenase-2, diclofenac na doença cardiovascular**

  Aumento do risco de eventos trombóticos

Sistema músculo-esquelético

COMEÇA

Medicamento antirreumático modificador da doença (DMARD)

com doença reumatoide moderada-grave ativa com duração > 12 semanas

Bisfosfonatos

em doentes a fazer terapêutica de manutenção com corticosteróides orais. Assegura-te de que não existem interacções de absorção com, por exemplo, cálcio. Aconselha o doente sobre a forma correcta de tomar um bifosfonato

Cálcio e vitamina D

não tomar o suplemento em doentes com osteoporose conhecida (evidência radiológica ou fratura de fragilidade anterior ou cifose dorsal adquirida). Considerar a possibilidade de tomar as doses ao almoço e à hora do chá para evitar interacções de absorção, por exemplo, com levotiroxina, bifosfonatos

o 400 unidades de Vit D para a prevenção da deficiência e 800 unidades para o tratamento

REFERÊNCIA

1. Dhanapal CK. Prevalence of polypharmacy in geriatric patients in rural teaching hospital. Am J Phytomed Clin Ther 2014; 2:413-9.
2. Saldanha K, Raj JP, Devi DP, Mohan LN. Patterns, predictors and outcomes of polypharmacy among elderly preoperative patients in the general surgical department of a tertiary care teaching hospital. Indian J Pharm Sci 2017;79:778-84.
3. Pandey M, Saharan V. Prevalence and risk factors of polypharmacy among elderly in Mumbai. World J Pharm Pharm Sci 2017;6:902-7.
4. Shirin Jetha. Polypharmacy, the Elderly, and Deprescribing. Consult Pharm 2015 Sep;30(9):527-32.
5. Al Ameri MN, Makramalla E, Albur U, Kumar A, Rao P. Prevalence of polypharmacy in the elderly: Implications of age, gender, comorbidities and drug interactions. J Pharm Sci 2014; 1:1-7.
6. Lozano-Montoya I, Ve´lez-Diaz-Pallare´ s M, Delgado-Silveira E, Montero-Errasquin B, Cruz Jentoft AJ. Potentially inappropriate prescribing detected by STOPP-START criteria: are they really inappropriate? Age Ageing 2015;44: 861–6
7. May PS Lam and Bernard MY Cheung. The use of STOPP/START criteria as a screening tool for assessing the appropriateness of medications in the elderly population.Expert Rev. Clin. Pharmacol. 5(2), 187–197 (2012)
8. Roger. E. Thomas, Bennett C, A Systematic Review of Studies of the STOPP/START 2015 and American Geriatric Society Beers 2015 Criteria in Patients ≥ 65 Years. Current Aging Science, Volume 12, Number 2, 2019, pp. 121-154(34)
9. O'Mahony D, O'Sullivan D, Byrne S, O'Connor MN, Ryan C, Gallagher P. STOPP/START criteria for potentially inappropriate prescribing in older people: version 2. Age Ageing. 2015 Mar;44(2):213-8.
10. Fahrni ML, Azmy MT, Usir E, Aziz NA, Hassan Y. Inappropriate prescribing defined by STOPP and START criteria and its association with adverse drug events among hospitalized older patients: A multicentre, prospective study. PLoS One. 2019 Jul 26;14(7)
11. Sganga F, Landi F, Ruggiero C, et al. Polypharmacy and health outcomes among older adults discharged from hospital: results from the CRIME study. Geriatr Gerontol Int 2015;15(2):141–6
12. Hernandez Martin J, Merino-Sanjuán V, Peris-Martí J, Correa-Ballester M, Vial-Escolano R, Merino-Sanjuán M. Applicability of the STOPP/START criteria to older polypathological patients in a long-term care hospital. Eur J Hosp Pharm. 2018 Nov;25(6):310-316.
13. AHRQ Patient Safety Network [Internet]. [cited 2014 Sep 22]. Available from: http://psnet.ahrq.gov/resource.aspx?resourceID=5278
14. Gurwitz JH, Field TS, Harrold LR, Rothschild J, Debellis K, Seger AC, et al. Incidence and preventability of adverse drug events among older persons in the ambulatory setting. JAMA. 2003 Mar 5;289(9):1107–16.
15. Shah RB, Gajjar BM, Desai SV. Evaluation of the appropriateness of prescribing in geriatric patients using Beers criteria and Phadke's criteria and comparison thereof. J Pharmacol Pharmacother. 2011;2(4):248–52.

16. Harugeri A, Joseph J, Parthasarathi G, Ramesh M, Guido S. Potentially inappropriate medication use in elderly patients: a study of prevalence and predictors in two teaching hospitals. J Postgrad Med. 2010 Sep;56(3):186–91.
17. Karandikar YS, Chaudhari SR, Dalal NP, Sharma M, Pandit VA. Inappropriate prescribing in the elderly: A comparison of two validated screening tools. J Clin Gerontol Geriatr. 2013 Dec 1;4(4):109–14.
18. Mandavi, D'Cruz S, Sachdev A, Tiwari P. Adverse drug reactions & their risk factors among Indian ambulatory elderly patients. Indian J Med Res. 2012 Sep;136(3):404–10.
19. Bjerrum L, Søgaard J, Hallas J, Kragstrup J. Polypharmacy: correlations with sex, age and drug regimen. A prescription database study. Eur J Clin Pharmacol. 1998 May;54(3):197–202.
20. Viktil KK, Blix HS, Moger TA, Reikvam A. Polypharmacy as commonly defined is an indicator of limited value in the assessment of drug-related problems. Br J Clin Pharmacol. 2007 Feb;63(2):187–95.
21. A GLOSSARY OF TERMS - ahp_vol5_glossary.pdf [Internet]. [cited 2014 Oct 14]. Available from: http://www.who.int/kobe_centre/ageing/ahp_vol5_glossary.pdf
22. JOC11123.pdf.
23. Synthesis and Pharmacological Screening of novel 1,5-benzothiazepines - 240.pdf [Internet]. [cited 2014 Oct 14]. Available from: http://www.ajpcr.com/Vol4Issue1/240.pdf
24. Shah BM, Hajjar ER. Polypharmacy, Adverse Drug Reactions, and Geriatric Syndromes. Clin Geriatr Med. 2012 May;28(2):173–86.
25. Goldberg RM, Mabee J, Chan L, Wong S. Drug-drug and drug-disease interactions in the ED: analysis of a high-risk population. Am J Emerg Med. 1996 Sep;14(5):447–50.
26. Jones SA, Bhandari S. The prevalence of potentially inappropriate medication prescribing in elderly patients with chronic kidney disease. Postgrad Med J. 2013 May;89(1051):247–50.
27. Michels WM, Grootendorst DC, Verduijn M, Elliott EG, Dekker FW, Krediet RT. Performance of the Cockcroft-Gault, MDRD, and New CKD-EPI Formulas in Relation to GFR, Age, and Body Size. Clin J Am Soc Nephrol CJASN. 2010 Jun;5(6):1003–9.
28. Pandya R, Rana D, Patel V, Momin T. Use of potentially inappropriate medications in hospitalized elderly at a teaching hospital: A comparison between Beers 2003 and 2012 criteria. Indian J Pharmacol. 2013;45(6):603.
29. Vieira de Lima TJ, Garbin CAS, Garbin AJI, Sumida DH, Saliba O. Potentially inappropriate medications used by the elderly: prevalence and risk factors in Brazilian care homes. BMC Geriatr. 2013 May 30;13:52.
30. Chew ML, Mulsant BH, Pollock BG, Lehman ME, Greenspan A, Mahmoud RA, et al. Anticholinergic Activity of 107 Medications Commonly Used by Older Adults. J Am Geriatr Soc. 2008 Jul 1;56(7):1333–41.
31. 0.pdf [Internet]. [cited 2014 Oct 13]. Available from: https://mail-attachment.googleusercontent.com/attachment/u/0/?ui=2&ik=6a9fe15c24&view=att&th=146ea99a5487ecd2&attid=0.1&disp=safe&realattid=f_hx16206w0&zw&saduie=AG9B_P8GUcMD1620KYLQ3Se54YFi&sadet=1413213871558&sads=LWsHt2qNX2zfAr0u1IBS7ylhC3Y
32. Lam MPS, Cheung BMY. The use of STOPP/START criteria as a screening tool for assessing the appropriateness of medications in the elderly population. Expert Rev Clin Pharmacol. 2012 Mar;5(2):187–97.

33. Jhaveri BN, Patel TK, Barvaliya MJ, Tripathi C. Utilization of potentially inappropriate medications in elderly patients in a tertiary care teaching hospital in India. Perspect Clin Res. 2014;5(4):184–9.
34. Helldén A, Bergman U, von Euler M, Hentschke M, Odar-Cederlöf I, Ohlén G. Adverse drug reactions and impaired renal function in elderly patients admitted to the emergency department: a retrospective study. Drugs Aging. 2009;26(7):595–606.
35. Fick DM, Mion LC, Beers MH, L Waller J. Health outcomes associated with potentially inappropriate medication use in older adults. Res Nurs Health. 2008 Feb;31(1):42–51.
36. Ingrasciotta Y, Sultana J, Giorgianni F, Caputi AP, Arcoraci V, Tari DU, et al. The Burden of Nephrotoxic Drug Prescriptions in Patients with Chronic Kidney Disease: A Retrospective Population-Based Study in Southern Italy. PLoS ONE [Internet]. 2014 Feb 18 [cited 2014 Oct 13];9(2). Available from: http://www.ncbi.nlm.nih.gov/pmc/articles/PMC3928406/
37. Wu T-Y, Jen M-H, Bottle A, Molokhia M, Aylin P, Bell D, et al. Ten-year trends in hospital admissions for adverse drug reactions in England 1999-2009. J R Soc Med. 2010 Jun 1;103(6):239–50.
38. Routledge PA, O'Mahony MS, Woodhouse KW. Adverse drug reactions in elderly patients. Br J Clin Pharmacol. 2004 Feb;57(2):121–6.
39. Albert SM, Colombi A, Hanlon J. Potentially Inappropriate Medications and Risk of Hospitalization in Retirees. Drugs Aging. 2010 May;27(5):407–15.
40. Marcum ZA, Amuan ME, Hanlon JT, Aspinall SL, Handler SM, Ruby CM, et al. Prevalence of Unplanned Hospitalizations Caused by Adverse Drug Reactions Among Older Veterans. J Am Geriatr Soc. 2012 Jan;60(1):34–41.

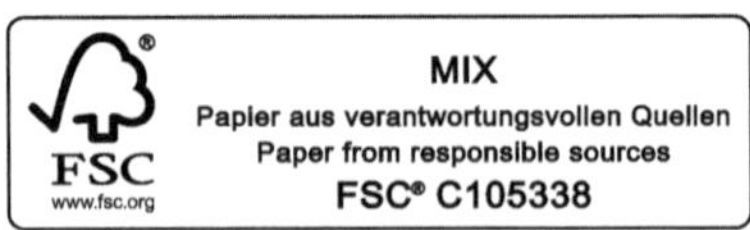

Printed by Books on Demand GmbH, Norderstedt / Germany